AF372643

VIANDE DE CHEVAL

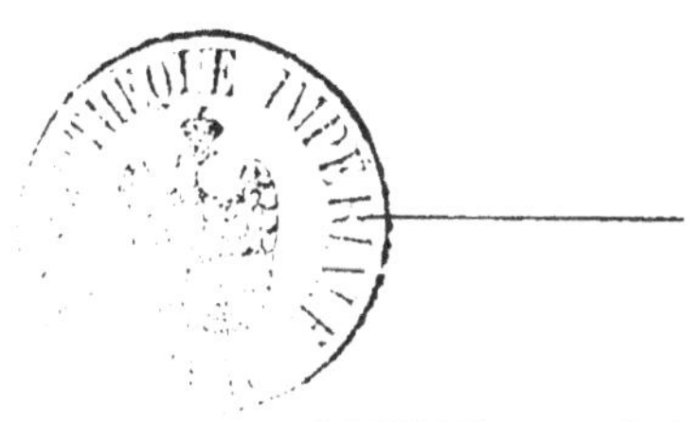

COMMUNICATIONS

FAITES A LA SOCIÉTÉ PROTECTRICE DES ANIMAUX

PARIS

DE SOYE ET BOUCHET, IMPRIMEURS

2, PLACE DU PANTHÉON.

1864

USAGE ALIMENTAIRE DE LA VIANDE DE CHEVAL

Par M. le docteur BLATIN, vice-Président

NOTA. — Les pages qui suivent font partie d'un travail complet sur la matière et sont détachées d'un ouvrage qui sera prochainement publié sous ce titre : Nos CRUAUTÉS ENVERS LES ANIMAUX ; *ce qu'elles coûtent au point de vue de la morale, de l'hygiène et de la fortune publique.*

..... Une objection se présente encore ; elle est faite par les hommes qui ont le plus mes sympathies, par ceux qui ne comprennent pas qu'on sacrifie sans pitié, comme un animal de boucherie, le compagnon des labeurs de l'homme, de ses plaisirs, de ses périls. Quelles seraient, dites-moi, les conséquences rigoureuses de cette exagération de l'*amour des bêtes* ? Faudrait-il, avec notre grand poëte, avec Lamartine, marquer au front, comme un impitoyable bourreau, « l'homme saignant la colombe qui se penche apprivoisée sur son épaule, l'agneau caressant que ses enfants ont élevé pour jouer avec eux sur l'herbe, la poule qui chante sur son seuil, l'hirondelle qui aime cet hôte ingrat et lui confie ses petits, le bœuf qui a aidé le laboureur à creuser son sillon (1) ? »

On comprend le sentiment délicat exprimé par le vénérable pasteur Bodeker, dans une lettre adressée au *Protecteur des animaux:* « Je ne saurais assurément manger la viande d'un cheval que j'aurais monté ou connu. Le cheval, le chien nous deviennent si amis que nous croirions être *anthropophages*, si nous en consommions la chair. » Mais il ne pousse pas les conséquences de cette sensibilité jusqu'à s'abstenir d'un aliment dont, au contraire, il a, par son propre exemple, encouragé l'usage, dans un but philanthropique, et aussi pour soustraire les chevaux aux brutalités qu'on réserve à leur vieillesse. Cet honorable correspondant m'écrivait : « Depuis l'existence de notre Société protectrice de Hanovre (année 1847), en mangeant deux fois par semaine de la viande de cheval, je suis arrivé à faire dire à mes fidèles : Puisque notre

(1) M. Gaudry rapporte, dans ses *Recherches scientifiques en Orient,* que les Cypriotes se privent de manger la viande de leurs bœufs, parce qu'ils sont les compagnons de leurs travaux.

pasteur s'en nourrit et s'en trouve bien, nous pouvons sans crainte en faire usage. Ils en ont mangé, en effet ; car, en moins de dix ans, j'ai fait tuer 1,500 chevaux. De plus même, trois bouchers se nourrissent, ainsi que leur famille, de la viande de ces animaux (1). La veille de la Pentecôte, c'est l'usage ici, dans cette capitale (Hanovre), de promener dans les rues, orné de guirlandes et de fleurs, le plus beau bœuf que l'on a pu trouver, afin de montrer aux gens quel beau rôti ils auront sur leur table. Cette année (mai 1856), notre équarrisseur s'est avisé de parer de guirlandes fleuries un gros et gras cheval boiteux, et par conséquent, destiné à la boucherie, puis de le promener aussi par les rues de la ville. Aujourd'hui j'en mange un rôti. »

L'homme est condamné, par sa nature, à entretenir sa vie aux dépens des autres êtres animés. Qu'il obéisse donc à ce besoin, mais qu'il se garde d'ajouter une souffrance inutile au sacrifice inévitable ! En me confiant, ainsi qu'à mon cher et zélé confrère, le docteur Carteaux, le soin d'étudier les procédés les plus prompts et les moins douloureux pour l'immolation des animaux de boucherie, la Société protectrice a répondu d'avance à l'objection précitée (2).

M'appuyant sur des faits avérés, je vais montrer quelles souffrances, quels barbares traitements et quelle triste fin sont réservés au vieux cheval. « S'il n'est pas livré à la boucherie, s'il est vendu pour en obtenir tous les services qu'il est encore capable de rendre, alors, dit M. Villeroy, commence pour lui une vie de misère, un véritable martyre. » C'est par un sentiment de compassion envers ces pauvres bêtes que les Sociétés protectrices, si nombreuses aujourd'hui, surtout en Allemagne, approuvent, bien plus, conseillent et recommandent d'envoyer à l'abattoir les chevaux devenus impropres au travail. Seule, la Société protectrice de Londres ne s'est pas, jusqu'ici, prononcée en faveur de l'hippophagie. Pour se saisir de la question, elle n'avait pas les mêmes motifs que les Sociétés du continent, les chevaux étant moins maltraités en Angleterre qu'en Allemagne, et la viande y fai-

---

(1) Pendant le cours de l'année 1850, 254 chevaux hors de service ont été abattus et ont fourni à la consommation environ 40,000 kilogrammes de viande et de graisse.

(2) Mémoire sur les *Cruautés de l'abattoir*. — Bulletin de la Société protectrice des animaux, 1860.

sant moins défaut que chez nous. « Les chevaux les plus maltraités sont, ainsi que le fait remarquer le docteur Lortet,
ancien président de la Société protectrice de Lyon, ceux qui,
à cause de leur âge ou de quelque infirmité, ne peuvent plus
exécuter le travail qu'on exige d'eux. » Vous les avez vus
déchirés par le fouet ou meurtris sous les coups les plus
cruels, s'épuiser en efforts impuissants : je vous les montre-
rai livrés vivants en pâture aux sangsues, torture horrible !
Aux portes de Paris, ils sont encore plus cruellement traités;
forcés parfois de travailler, sans nourriture, pendant les derniers jours de leur vie. Serait-il vrai, comme le docteur Perner,
de Munich, le rapporte dans un article reproduit par le Bulletin de notre Société protectrice des animaux, que des équar-
risseurs revendent des chevaux au lieu de les tuer, et leur
préparent ainsi une longue agonie, car l'acheteur, pour utiliser les pauvres bêtes jusqu'au dernier souffle, les attèle et
les bat jusqu'à ce qu'elles tombent mortes. Serait-il vrai
qu'un de ces bourreaux, après avoir égorgé de vieux chevaux,
les forçait à traverser un champ pour l'engraisser de sang,
jusqu'à épuisement complet ?

Parent-Duchatelet, dans un rapport officiel (1827), décrit
d'une manière saisissante le clos d'équarrissage où les chevaux arrivent par bandes de douze, quinze ou vingt, attachés
l'un à l'autre et pouvant à peine se soutenir. Là, ils sont
accumulés dans une petite écurie où il leur est impossible de
aire aucun mouvement. Ailleurs, dans un autre clos, ils res-
tent en plein air, attachés aux carcasses mêmes de leurs semblables qui ont été écorchés quelques jours auparavant, et ce
faible poids suffit pour les retenir, car, n'ayant pas mangé
depuis longtemps, ils n'ont pas la force de les traîner. Souvent ils périssent spontanément sur le lieu même, et la faim
qui les tourmente est quelquefois si pressante, que plusieurs,
devenus carnassiers, dévorent de longues parties d'intestins
dans lesquels se trouvent renfermés quelques débris d'aliments végétaux.

Dans ces foyers hideux, les détritus s'accumulent, détrem-
pés dans une boue infecte et sanglante, au point qu'on ne
sait plus comment les utiliser ni même s'en débarrasser. Et
là se préparent d'horribles amas de larves, masse fétide et
mouvante, d'où sortent ces nuées de mouches que l'on voit
disséminées dans l'atmosphère.

Quand l'âge ou les infirmités l'atteignent, « le meilleur, le plus utile de nos animaux auxiliaires, s'écrie Geoffroy Saint-Hilaire, n'est plus qu'une marchandise à vil prix. On le vend pour sa peau, dix, cinq, quatre francs, si peu, que les moindres dépenses faites pour lui seraient relativement considérables, et c'est pourquoi l'on se contente de le nourrir tout juste assez pour qu'il puisse se traîner à l'abattoir et porter lui-même économiquement sa peau à l'écorcheur. »

A Alger, les corps de troupe ne retirent que deux francs de chaque cadavre entier, et l'équarrisseur reçoit quatre francs pour enlever le corps des chevaux étrangers à l'armée. Là, dans la plupart des localités, on ne trouve pas même un industriel pour les écorcher et les enfouir. Les corbeaux, les chacals et les hyènes se disputent cette dégoûtante curée, et trop souvent le suçoir de la mouche à viande y puise, dans les sucs corrompus, un poison terrible, le charbon, la pustule maligne que sa piqûre inocule à l'homme aussi bien qu'au bétail.

Pour mettre un terme à ces horreurs, pour placer le cheval dans les mêmes conditions que le bœuf, le mouton et le porc, qui sont bien traités, nourris et reposés jusqu'au moment où on les immole, il suffira d'en faire un animal alimentaire.

Lorsqu'il nous donnera sa chair, après nous avoir donné sa force à discrétion, il faudra qu'on fasse pour lui quelques frais de repos et de nourriture, et l'on cessera de l'accabler de coups, pour ne pas s'exposer à *gâter une marchandise.*

Il arrive souvent, dit M. Lortet, qu'une bête ne peut plus faire le service exigé, à cause de l'âge, à cause d'une anky-lose ou d'une maladie quelconque du pied ; son propriétaire se hâtera de la vendre, si la viande de cheval est admise dans la boucherie. S'il peut en tirer 80 ou 100 francs, il ne s'exposera pas à tout perdre, en attendant que le pauvre animal tombe mort sur la route.

En admettant des chiffres aussi bas, l'intérêt, à défaut de pitié, lui conseillera d'abréger un supplice.

« Il est évident, comme l'exprimait si bien le docteur Mathias Mayor en 1838, dans son *Mémoire aux Sociétés helvétiques d'utilité publique,* que lorsqu'on n'aura plus aucune répugnance à faire usage de la viande de cheval comme aliment, cet intéressant compagnon et ami de l'homme ne passera plus, et successivement, en des mains de plus en plus brutales, le forçant à se traîner sous les coups et les mauvais traitements, sans merci aucune, tant qu'il n'a pas rendu le dernier soupir. Ce même animal, si misérable, et qu'on n'envisage aujourd'hui que comme un objet hideux et une charogne vivante, sera, au contraire, de même que la vieille vache, l'objet de quelques soins et de tous les ménagements propres à le remettre en bon état. On ne précipitera plus la fin d'une triste existence par des excès de travail et des cruautés. Le cheval passera donc ses derniers jours avec quelque douceur ; et le sort qui l'attendra sera bien plus conforme aux lois de l'humanité et de la raison, sous la hache du boucher que sous le couteau de l'équarrisseur. »

Ainsi donc, soustraire ces pauvres bêtes à leurs longues souffrances, en les assimilant aux autres animaux de boucherie, tel est le but qu'ont atteint les Sociétés allemandes : à Kœnigs-Baden, à Detmold, à Sigmarigen, à Weimar, à Vienne, à Lintz, sur bien d'autres points encore, elles ont, pour faire taire un préjugé, commencé par organiser des banquets de viande de cheval, où sont venus s'asseoir des centaines de convives. Celle de Hambourg a fait acheter, en une seule année (en 1853), cent soixante-quatorze chevaux vieux ou infirmes, ou maltraités, dont elle a livré la chair à bas prix et même gratuitement, après les avoir laissés reposer et les avoir soumis à un bon régime (1).

A Vienne, à Berlin, en Wurtemberg, en Bavière, dans le duché de Bade, en Saxe, dans le Hanovre ; à Schaffouse ; à Lausanne, en Suisse ; à Vilvorde, en Belgique, il y a aujourd'hui des boucheries de cheval (2). Dans plusieurs villes, on en compte cinq, six, sept, huit, et presque toutes sont en prospérité. Dans la capitale de l'Autriche, pendant les trois pre-

---

(1) En Bavière, l'article 16 de la loi du 14 juin 1843 s'exprime ainsi : Défense est faite aux propriétaires de vendre les chevaux vieux et misérables, reconnus impropres à servir plus longtemps. L'autorité les fera abattre. S'il y a vente, le vendeur sera tenu de rembourser le prix d'achat, et devra payer, en outre, une amende de 1 krou-thaler (4 francs).

En Wurtemberg, la vente des chevaux infirmes ou trop âgés est interdite. (*Article* 55 *de la loi.*)

(2) A Vilvorde, aux portes de Bruxelles, il existe un débit assez important où la viande de cheval se vend 14 centimes le demi-kilogramme. La classe ouvrière recherche avec empressement cet aliment. Un médecin de la localité, qui est en grande réputation, prend un vif intérêt à cette alimentation et la préconise. (*Rapport sur les travaux du Conseil d'hygiène publique et de salubrité de la Seine* (1858), par M. Ad. Trébuchet, secrétaire du conseil.)

mières années seulement, quatre mille sept cent vingt-cinq chevaux ont fourni plus d'un million de livres de viande à la consommation, qui s'accroît tous les jours.

Resterons-nous indifférents spectateurs de ce mouvement, de ce progrès ?

La prévoyance, la fortune publique, l'hygiène et la morale sont d'accord pour conseiller de ne pas se priver d'une ressource que rien n'autorise à dédaigner. C'est aux hommes qui, par leur position, par leur science et par leur amour de l'humanité, peuvent avoir de l'influence sur les masses, à combattre, par leur exemple et leur parole, « les idées préconçues, les dégoûts, les répugnances des travailleurs, à qui les lumières de l'esprit font défaut, » autant que les aliments réparateurs. C'est à mes confrères du corps médical à continuer l'œuvre utilitaire à la tête de laquelle on remarque tant de médecins justement estimés, de savants vétérinaires, d'économistes judicieux, d'agriculteurs expérimentés, d'amis des hommes et des animaux. C'est aux personnes riches et raisonnables à faire, toutes les fois qu'elles en auront la facilité, servir sur leur table la viande du pauvre à côté des mets coûteux et recherchés.

Il y a trente ans, MM. Villeroy, devançant les Sociétés protectrices, abordaient nettement, dans les *Mémoires de l'Académie de Metz*, la question de l'emploi du cheval comme substance alimentaire, dans un but de philanthropie aussi bien que de compassion. Leur pensée exprime complétement la mienne, et je termine en la citant : « Que l'animal le plus utile pendant sa vie le soit donc aussi après sa mort. Que le couteau du boucher le prive d'un seul coup d'une vie qui ne peut plus se prolonger sans être malheureuse, et, si vous avez quelque pitié, ne faites plus subir à sa vieillesse un véritable martyre. »

LES PRÉJUGÉS

CONTRE L'USAGE ALIMENTAIRE DE LA VIANDE DE CHEVAL

Par M. DECROIX,

Vétérinaire en premier de la Garde de Paris, secrétaire-adjoint.

I

Il n'y a guère de séance où quelque membre de notre Société n'élève la voix pour signaler les brutalités, les privations, les misères de toute sorte, qu'ont à subir les chevaux que l'âge et les infirmités ont rendus à peu près impropres à tout service. Cent fois des cœurs compatissants ont protesté, dans cette enceinte, contre l'ingratitude dont sont victimes les animaux qui se sont épuisés pour nous procurer des plaisirs ou pour satisfaire nos besoins. Un de nos collègues, M. le docteur Blatin, nous a tracé le récit lamentable des souffrances qu'ont à endurer, avant d'être sacrifiés dans les clos d'équarrissage, les malheureux chevaux, auxquels, à la fin de leur carrière, on retranche les aliments parce qu'ils ne peuvent plus travailler, et qui ne peuvent plus travailler parce qu'ils meurent de faim.

Le meilleur moyen de mettre un terme à un si navrant spectacle, c'est de livrer à la consommation, comme animal de boucherie, tout cheval qui ne pourrait plus rendre de bons services. Cette idée n'est pas neuve, je le sais: elle a été exprimée bien souvent dans notre Société, notamment par MM. Isidore Geoffroy Saint-Hilaire, Blatin, Couturier de Vienne, Munaret, et par d'autres; malheureusement elle a rencontré des obstacles, et elle tarde beaucoup à porter ses fruits. Les efforts tentés jusqu'à ce jour pour répandre l'hippophagie chez nous n'ont pas été couronnés de succès; mais ce n'est pas une raison pour se décourager; au contraire, il faut persévérer, avec un redoublement d'ardeur, jusqu'à ce que le but soit atteint. Toute vérité utile doit s'attendre à passer par mille épreuves, avant d'être mise en pratique.

Je n'entreprendrai pas de démontrer que la viande de cheval, d'âne et de mulet, est saine, agréable et très-nourrissante; les faits ont parlé. Ainsi, voilà plus d'un demi siècle que l'illustre Larrey, le père du soldat et le père de la médecine militaire, a su mettre à profit les qualités alimentaires de cette viande. Dans plusieurs contrées de l'Europe, elle est livrée à la consommation; tandis que chez nous, bien que les médecins, les vétérinaires, les hygiénistes aient prouvé qu'elle *peut* et qu'elle *doit* entrer dans l'alimentation, nous en sommes encore à formuler des vœux. Pourquoi ne pas se hâter de faire profiter le public, et notamment les classes peu aisées, d'un aliment si bienfaisant? La France est le pays où la charité et la philantropie s'occupent le plus ardemment des pauvres, mais ils n'en est pas moins avéré que beaucoup souffrent de la faim, que beaucoup ne mangent guère de viande que lorsqu'ils sont assez malheureux pour en recevoir de la charité publique ou privée.

On ne s'étonnera pas, je le présume, qu'il soit souvent question des pauvres dans ce travail. « La compassion pour les animaux, répète souvent notre honorable Président, ne doit pas nous rendre insensibles aux souffrances de nos semblables. » Et justement, on trouve un argument en faveur des bêtes, dans le désir de soulager les classes déshéritées, et réciproment. Mais on pourrait craindre que la répugnance pour la chair de cheval fût assez grande, surtout chez les pauvres, pour que cette viande ne fût jamais admise dans l'alimentation. J'ai de nombreux faits qui prouvent qu'une telle crainte n'est pas fondée.

En voici quelques-uns :

II

Pendant l'année qui vient de s'écouler, j'ai continué mes recherches scientifiques sur la viande de cheval. Grâce à l'autorisation de M. le Préfet de police, j'ai pu m'en procurer, chez un membre de notre Société, M. Macquart, à qui je dois des remercîments pour l'empressement et le désintéressement qu'il a mis à me donner ce que je désirais. Indépendamment des observations destinées à un mémoire spécial, j'ai pris à cœur le côté pratique de la question, le seul que j'aie en vue aujourd'hui.

L'exemple étant plus convaincant que la parole, j'ai fait un usage habituel de la viande de cheval depuis plus d'un an. Le bœuf, le mouton et la volaille n'ont paru chez moi que tout à fait exceptionnellement. On comprend bien que je ne faisais pas une cuisine particulière pour les personnes qui venaient me voir. J'ai donc fait manger du cheval à presque tous les parents, amis et connaissances, qui m'ont fait le plaisir de s'asseoir à ma table. Comme il n'est pas d'usage de signaler aux convives l'origine de ce qu'on leur sert, et que d'autre part, les personnes bien élevées ne s'enquièrent pas de l'espèce animale qui fournit le menu du repas, peut-être quelques-uns de mes hôtes ignoraient-ils qu'ils se nourrissaient de cheval. En tous cas, forcés d'avouer qu'ils n'ont rien soupçonné, ils auraient fort mauvaise grâce à venir se plaindre aujourd'hui : quand on est traité comme le maître du logis, et avec lui, on n'a rien à dire.

Une cinquantaine de personnes ont été reçues chez moi en 1863, dans les conditions que je viens de révéler pour la première fois. Les unes n'ont fait qu'un seul repas, d'autres y ont vécu six, huit jours et plus. Eh bien, j'ai la douce confiance que pas une ne sera blessée de l'honneur volontaire ou involontaire fait par elle à la viande de cheval. Je pourrais en appeler au témoignage de quelques-uns des membres de la Société.

De ces faits, il ressort, ce me semble, que le bœuf, dont le prix devient hors de proportion avec les ressources de la classe ouvrière, peut être remplacé parfaitement, et sans le moindre inconvénient par le cheval. Je ferai observer, en effet, que bien que ma table ne soit pas somptueuse, il n'y aurait certainement plus lieu de s'apitoyer sur le sort des pauvres, s'ils en avaient tous une pareille.

Il est vrai que, chez moi, j'ai pu faire manger du cheval, mais ailleurs trouverait-t-on quelqu'un qui voulût en préparer et surtout en faire manger aux autres ? Appuyé sur de nombreux faits, je réponds affirmativement. Des officiers, des sous-officiers et des soldats se font un plaisir d'en faire paraître sur leurs tables. Dans toutes les classes de la société, j'ai trouvé des familles curieuses de juger, par elles-mêmes, de sa valeur alimentaire, et toutes ont reconnu que le cheval peut figurer avantageusement à côté du bœuf; ce que les banquets d'Alfort, de Toulouse, d'Alger, etc., avaient démontré depuis longtemps. Souvent des personnes que je ne connais pas m'en demandent ou m'en font demander; ainsi depuis une quinzaine de jours, M. Ravel, docteur en droit, m'a prié deux fois de lui en procurer. Il y a trois semaines, M. Brette, négociant à Autun (Saône-et-Loire), à cent lieues d'ici, me demandait un filet pour un repas extraordinaire. Ce négociant m'écrivait, il y a quelque jours : « Désormais nous plaçons le cheval au-dessus de la viande de bœuf et du chevreuil, tant sous le rapport du goût que sous celui de la finesse de la viande. »

Ces jours derniers, un de mes confrères, M. Petit, passe chez moi, emporte un morceau de cheval, et m'engage à aller le manger avec lui, quelques jours plus tard. En rentrant, il le dépose dans sa cuisine, s'absente un moment, puis revient déjeûner. Le repas terminé, la cuisinière demande si les *biftecks* étaient bons.

— Oui, répondit M. Petit, très-bons, délicieux.

Lorsqu'il apprit que, contre son attente et contre son gré, c'était la viande de cheval qui les avait fournis, il ne pouvait y croire. Il m'annonça ce résultat, en me disant qu'il n'avait jamais mangé de meilleurs *biftecks*, et en me priant de lui envoyer un autre morceau de cheval, pour célébrer la fête des Rois. J'ai assisté à ce repas de réjouissance ; nous étions sept personnes à table ; et je n'ai entendu que des éloges pour le bouillon et la daube de cheval.

Par ces faits et par une foule d'autres semblables, que je passe sous silence, on voit que ce n'est pas seulement chez moi que le bienfaisant animal est mis en usage ; mais encore partout où l'on peut en avoir, et où l'on s'est dépouillé du préjugé.

A Alger, j'ai trouvé les plus chaleureux partisans de la chair du cheval, chez les religieuses, les religieux et les prêtres, en tête desquel je place un homme d'un grand esprit et d'un grand cœur, feu l'abbé Chapelier.

Ici, je me suis aussi mis en rapport avec les prêtres et les communautés religieuses, parce que les pauvres, que j'ai principalement en vue, s'adressent à eux de préférence dans leurs besoins. Je constate avec satisfaction que la proposition de l'hippophagie est partout accueillie favorablement ; et je dois ajouter que les prêtres, comme les sœurs, professent ce principe, « qu'il ne faut pas faire manger à autrui ce dont on ne voudrait pas manger soi-même. » Je leur ai donc procuré de la viande quand j'ai pu, afin de les mettre en mesure d'en parler par expérience. A cette occasion, qu'il me soit permis de citer un fait assez amusant.

M. Reboul, curé de la paroisse Saint-Paul, désirait goûter du cheval avant de le recommander. En conséquence, j'allai l'engager à dîner ; mais il s'excusa, en me disant qu'il était invité par son vicaire.

— Eh bien ! lui dis-je, amenez votre vicaire.

— Cela ne se peut, répartit M. Reboul, il a beaucoup de personnes à dîner.

J'allais me retirer, lorsque mon interlocuteur me dit :

— Vous m'assurez que le bouillon et la daube sont de bonne qualité ? Eh bien, envoyez-les nous ce soir. Je vais prévenir mon vicaire.

— Je le veux bien, mais ne mettez nul autre convive dans la confidence, avant la fin du dîner.

A six heures, le bouillon et la daube arrivaient à destination. Voici le résultat de l'expérience, d'après M. Reboul lui-même :

Le bouillon fut trouvé excellent. — Jamais, me dit-il, le lendemain, je n'en ai pris de meilleur. Vinrent ensuite plusieurs plats, mais pas de cheval. Le curé s'adressant au vicaire :

— Mais, M. l'abbé, il me semblait que vous deviez nous offrir une daube.

— Certainement. Monsieur, répondit le vicaire, mais elle a été servie après le bouillon ; vous en avez mangé, et vous l'avez trouvée bonne, puisque vous y êtes revenu.

Alors le secret fut dévoilé, au grand étonnement et à la grande hilarité de tous les convives. Ce qui avait été cause de la méprise, c'est que le nom de *daube* employé par mon cuisinier n'est pas exact ; il s'agit plutôt *de cheval à la mode*. Le fait que je viens de rapporter, en quelques mots, prouve, une fois de plus, que l'on peut faire manger du cheval pour du bœuf, même lorsque les convives sont sur leurs gardes.

III

Jusqu'ici j'ai montré que l'aliment qui nous occupe a figuré sur des tables assez bien servies ; mais les pauvres n'ont-ils pas plus de méfiance ? Le dégoût, fruit du préjugé, ne les éloigne-t-il pas de tout ce qui est nouveau, en fait de nourriture ? J'ai des faits nombreux prouvant que les indigents n'ont pas plus de répugnance que les riches pour la viande de cheval. — Arrivé à ce point de mon sujet, je suis saisi d'un certain scrupule, car il est écrit : *Lorsque vous faites l'aumône, que votre main gauche ne sache point ce que fait votre main droite.* (Evangile S. Matth. vi, 3.) Cependant quand il s'agit de combattre un préjugé si nuisible et si déraisonnable que celui contre lequel nous nous élevons, je crois, au contraire, qu'il faut parler haut, selon cet autre précepte du même évangéliste : *Que votre lumière luise devant les hommes, afin qu'ils voient vos bonnes œuvres, et qu'ils glorifient votre Père qui est dans les cieux.* » (S. Matth., v, 16.) En effet, quand je ferais manger de la viande de cheval à toute la ville de Paris, si personne n'en savait rien, le préjugé ne s'en perpétuerait pas moins. En voici la preuve : Appréciant parfaitement les avantages qui résulteraient, pour les classes malheureuses, de la réhabilitation de cet aliment, le Supérieur d'une communauté religieuse en fit manger, dans son établissement, et suivit le conseil que je lui donnai de n'en rien dire, si ce n'est après l'épreuve. Le lendemain, il m'écrivait : « Le bouillon que nous avons mangé à midi était si bon, qu'il n'est guère possible d'en avoir de meilleur. » Dans une autre lettre, il me disait : « Le rôti que vous nous avez envoyé était bien bon, bien tendre... Il a été mangé pour du *chevreuil !* » En même temps, il m'annonçait qu'ayant parlé plusieurs fois de l'alimentation par la viande de cheval, et qu'ayant remarqué à ce sujet une grande répugnance dans la communauté, il n'avait pas encore osé faire connaître combien cette répugnance était mal fondée, puisque le mets qu'on trouvait si bon comme chevreuil n'était que du cheval.

Pour détruire le préjugé, il faut donc, lorsque l'on fait manger de cet animal, ne pas craindre de le dire. Cette ligne de conduite m'a très-bien réussi auprès des pauvres : ainsi, toutes les semaines, je vais les trouver à la porte de la caserne où ils attendent les restes des soldats ; je leur dis à haute voix que j'ai de la viande de cheval cuite pour huit ou dix d'entre eux, et que ceux qui en désirent peuvent venir m'en demander. Il s'en présente toujours plus que le nombre indiqué. Quelquefois, pour savoir combien, parmi les indigents qui viennent à la caserne, avaient encore de la répugnance, je disais : « J'ai de la viande pour tous ceux qui en veulent. » Eh bien, tous se présentaient, c'est-à-dire un nombre variable de quatorze à vingt. Il m'est arrivé de ne pouvoir les contenter tous.

J'aurais bien désiré faire tous les jours de ces grandes distributions ; mais je ne suis autorisé par la Préfecture de police qu'à prendre de petites quantités de cheval à la fois, et, d'autre part, je ne voudrais pas être indiscret envers notre collègue, M. Macquart, qui n'a jamais voulu accepter aucune rétribution.

J'ai donné de la viande de cheval crue à des familles ouvrières peu aisées. Plusieurs fois aussi j'en ai porté de cuite, ainsi que du bouillon, à des malades. Tous étaient très-heureux et auraient désiré en avoir souvent. Je rappellerai que le bouillon est très-nourrissant, d'une digestion facile, et que, par conséquent, il est préférable à celui de bœuf pour les personnes affaiblies, qui ont besoin de reprendre des forces.

IV

Aux bienfaits qui doivent résulter pour les classes indigentes de la réhabilitation du cheval comme animal de boucherie, il est bon d'en ajouter un autre qui n'a pas encore été signalé ; c'est que la fortune privée, et par conséquent la fortune publique, serait augmentée d'une quotité facile à déterminer approximativement.

Ainsi la France et l'Algérie possèdent :

Chevaux. . . . . 3,000,000 ⎫
Anes et mulets (1) 1,000,000 ⎬ en nombre rond.

Total. . . 4,000,000

En fixant à 150 kilogr. le poids moyen des animaux (2), on trouve que les quatre millions représentent six cent millions de kilogr. de viande ; en estimant le kilogr. à 0 fr. 40 c., c'est-à-dire au quart environ du prix du bœuf, on voit que la fortune publique serait augmentée de *deux cents quarante millions de francs*. Et ce n'est pas là une valeur ima-

(1) D'après mes observations, le mulet est meilleur que le cheval, et l'âne meilleur que le mulet.

(2) Dans l'état actuel, ce poids est trop élevé ; mais il sera à peu près exact, après le changement qui doit s'opérer dans l'existence des vieux chevaux, lorsqu'ils seront admis dans les boucheries.

ginaire et fictive, comme celle d'un billet de banque ou d'un diamant, mais bien une valeur réelle, effective, ayant pour but de satisfaire le plus pressant et le plus constant de nos besoins, celui de notre alimentation.

V

Je croirais manquer à un devoir, si je n'ajoutais un mot à l'adresse des armées en campagne.

Pour la grande famille militante de toutes les parties du monde, famille composée d'hommes dans la force de l'âge, exposés fréquemment à toutes les intempéries, appelés à supporter de grandes fatigues, la viande de cheval, qu'on le sache bien, est meilleure, plus nourrissante que celle de jeunes bœufs, dont la chair pâle, molle, tient trop de celle du veau. Bien des fois, en expédition, j'ai pu comparer l'une à l'autre, et certainement l'avantage est pour la viande de cheval, sous le rapport de la *valeur nutritive*. Je ne prétends pas, bien entendu, qu'un morceau de cavale vieille, maigre, épuisée par les fatigues et les privations, soit aussi agréable au palais, aussi tendre à la dent que celui d'un bœuf bien engraissé et bien reposé ; mais, dans ces mauvaises conditions même, le cheval donne un *bon* bouillon et un bouilli *dur*, mais *très-nourrissant*. Eh mon Dieu ! en campagne, ne mange-t-on pas quelquefois du biscuit, quoique le pain de deuxième qualité soit préférable ?

A mon avis, on doit livrer à la consommation, de préférence aux bœufs épuisés qui suivent les armées, tous les chevaux auxquels il arrive des accidents graves : — éventrations, fractures, etc., — ceux qui sont blessés mortellement ; ceux qui sont affectés de boiteries intenses et incurables ; enfin, ceux atteints de lésions accidentelles de nature à les rendre impropres au service après guérison. Voici une autre ressource qui n'est pas à dédaigner en certains moments. Souvent, pendant les guerres, des animaux sont tués sur place, sans presque perdre de sang. On pourrait craindre que leur chair, *mal saignée*, fût insalubre et d'une digestion difficile. C'est une erreur ! Elle est un peu plus foncée en couleur, moins belle à la vue ; elle donne un peu plus d'écume ; voilà tout. Si les approvisionnements font défaut, ou s'ils sont trop éloignés, on peut faire usage de cette viande en toute confiance.

En campagne, les armées qui sont l'objet des plus vives sollicitudes ne doivent pas se flatter d'avoir toujours la ration assurée pendant les marches et contremarches. Combien de fois n'ai-je pas vu nos troupes privées de viande ou n'en avoir que de très-médiocre qualité, lorsque, près de là, de bons chevaux tués par l'ennemi étaient abandonnés. En Crimée, n'a-t-on pas vu les Anglais souffrir de la privation de viande, tandis qu'ils en laissaient perdre des quantités considérables provenant de leurs chevaux ? Nos alliés n'ont pas su profiter des exemples donnés par l'illustre Larrey, en Egypte, dans l'île Lobau et ailleurs. La division d'Allonville, à Eupatoria, et la division d'Autemarre, à Baïdar, ont été mieux inspirées : elles ont su tirer parti de la viande de cheval.

Je fais des vœux ardents pour qu'en Pologne, en Amérique, et partout où il y a des guerres, les combattants ne se laissent pas souffrir de la faim à côté de chevaux tués ou gravement blessés.

VI

Des faits et des considérations contenues dans ce travail, je me crois autorisé à admettre qu'il y a assez de personnes au-dessus des préjugés, pour que la viande de cheval soit consommée et même *recherchée*, dès qu'il y en aura dans des boucheries. Oui, certes, Isidore Geoffroy Saint-Hilaire avait raison de dire : « N'est-il pas absurde de perdre chaque mois, par toute la France, *des millions de kilogrammes* de bonne viande, quand, par toute la France aussi, il y a *des millions d'hommes* qui manquent de viande. »

Afin de contribuer, pour ma faible part, à faire entrer la viande de cheval dans l'alimentation publique, j'offre :

Une prime de *trois cents francs* à celui qui, dans le courant de l'année 1864, ouvrira une boucherie de viande de cheval, en France ou en Algérie ;

Et une seconde prime de *deux cents francs* à celui qui, en 1864, ouvrira un restaurant de viande de cheval.

Ces primes seront délivrées par l'entremise du trésorier de la Société protectrice des animaux, dans le deuxième mois qui suivra l'ouverture bien constatée de ces établissements.

Depuis sa fondation, notre Société ayant toujours été très-favorable à l'admission des chevaux hors de service dans le commerce de la boucherie, et, d'autre part, plusieurs personnes m'ayant exprimé le désir de s'associer à mon projet, je propose qu'une souscription soit organisée parmi tous ceux qui veulent concourir à cette œuvre de bienfaisance et d'intérêt général.

Une commission serait nommée et *déléguée* pour disposer, selon qu'elle jugerait opportun, du montant de la souscription et pour faire toutes les démarches les plus propres à obtenir que la viande de cheval entre dans l'alimentation publique.

VIANDE DE CHEVAL

Lettre adressée à M. le vicomte DE VALMER, *président de la Société,
par* M. BOURGUIN, *secrétaire général.*

Monsieur le Président,

La question de l'emploi alimentaire de la viande de cheval
n'est pas nouvelle pour nous. Dans notre séance solennelle de
1857, vous remettiez à notre regretté confrère, M. Isidore-
Geoffroy Saint-Hilaire, une médaille de vermeil, que la Société lui avait décernée pour ses *Lettres sur les substances alimentaires et particulièrement sur la viande de cheval*, ouvrage
dans lequel il a accumulé les preuves, pour démontrer que
non-seulement cette viande n'est pas insalubre, mais encore
qu'elle est d'une saveur agréable, et que, si elle était livrée à
la consommation, elle fournirait à l'alimentation publique un
supplément au moins égal au quatorzième de toute la viande
de boucherie. Enfin, comme sa sollicitude pour les besoins
du peuple ne lui faisait pas oublier la compassion que nous
devons éprouver pour le cheval, il faisait voir que l'importante réforme qu'il poursuivait, aurait pour résultat de soustraire ce fidèle compagnon de nos travaux aux misères dont
trop souvent on accable sa vieillesse.

Vous vous rappelez aussi, Monsieur le Président, que la
dernière fois où il nous fut donné d'entendre sa sympathique
parole, M. Isidore-Geoffroy Saint-Hilaire est revenu sur ce
sujet : il nous rappelait que le père d'un de nos honorables
collègues, l'illustre Larrey, avait reconnu, pour la première
fois, à l'armée du Rhin, l'utilité de la viande de cheval pour
l'alimentation du soldat; que plus tard en Egypte il avait
arrêté, par l'emploi de cet aliment, les effets d'une épidémie
scorbutique, qui s'était emparée de toute l'armée ; et qu'enfin, pendant la campagne d'Autriche, après la bataille d'Ess-
lingen, les nombreux blessés réunis dans l'île de Loban,
manquant de vivres, furent nourris, par ses soins, avec du
bouillon de viande de cheval, qu'à défaut de sel, on assaison-
nait de poudre à canon ; mais à ces faits, M. Geoffroy Saint-

Hilaire en ajoutait un beaucoup plus récent. Dans la guerre de Crimée, feu le docteur Baudens, inspecteur général du service de santé de l'armée, ayant lu l'ouvrage de M. Geoffroy Saint-Hilaire, avait vivement recommandé la viande de cheval. D'après ses conseils, les deux batteries d'artillerie de la division d'Autemarre, campée à Baïdar, se nourrirent de chevaux réformés et n'eurent pas à le regretter : elles furent épargnées par la mortalité et les maladies qui sévissaient si cruellement dans le reste de l'armée, Ce fait est constaté dans un rapport officiel adressé à Son Ex. le Ministre de la Guerre. « Quand ma lutte contre un vieux préjugé — ajoutait notre savant confrère, avec un légitime orgueil, — n'eût produit et ne dût jamais produire que ce seul résultat, je devrais m'estimer heureux de l'avoir entreprise. »

En faisant entrer cette importante question dans la voie expérimentale, M. Decroix a réalisé un progrès. Non-seulement, depuis un an, il s'est nourri presque exclusivement de viande de cheval, mais il en a fait manger à une grande quantité de personnes appartenant à toutes les classes de la société, principalement à la classe pauvre. Et il n'a trouvé nulle part cette répugnance que l'on avait supposée. Il se propose d'organiser prochainement un banquet, où les membres de notre Société qui voudront y assister, pourront apprécier la saveur et la valeur alimentaire de la viande de cheval.

Vous avez désigné, Monsieur le Président, une Commission chargée d'examiner la communication faite par M. Decroix. Cette Commission s'est réunie, le 8 de ce mois. A cette première séance assistaient, M. le docteur Blatin, M. Leblanc, M. le baron Larrey, M. Decroix, M. de Lavalette, M. Jules Delbruck, M. Boncompagne et M. Crompton.

M. le docteur Blatin a lu quelques pages détachées d'un ouvrage qu'il se propose de publier prochainement, pages dans lesquelles il traite la question au point de vue des idées protectrices. La Commission a pensé que ce fragment devait précéder, dans notre Bulletin, le travail de M. Decroix.

Abordant le fond de la question, tous les membres de la Commission se sont trouvés d'accord pour penser que l'introduction de la viande de cheval dans l'alimentation publique serait un fait de la plus haute importance, et qu'en soustrayant le cheval aux mauvais traitements qu'il subit, quand il est devenu vieux et infirme, l'usage de manger sa chair ne serait pas contraire au sentiment de pitié que nous éprouvons pour ce pauvre animal.

Quant au côté pratique de la question, diverses objections se sont produites.

Et d'abord on a dit que, s'il fallait engraisser un vieux cheval avant de le livrer à la boucherie, le prix de vente ne compenserait pas les frais de l'engraissement. Il y aurait perte. C'est donc une industrie qui ne pourrait pas s'établir.

A cela il a été répondu par M. Leblanc que non-seulement il ne serait pas utile, mais qu'il serait désavantageux d'engraisser le cheval, attendu que sa graisse n'est pas bonne. La viande maigre est meilleure. Et, sans nier que la viande d'un jeune cheval ne vaille mieux que celle d'un vieux, il peut affirmer, par expérience, que cette dernière est très-mangeable. Elle fournit un bon bouillon, et elle est très-nourrissante.

M. Decroix a ajouté que, si la graisse de cheval n'est pas bonne pour être mangée avec la chair, elle est excellente et même supérieure à toute autre, pour certains usages culinaires. Comme elle reste toujours liquide, elle peut aussi remplacer l'huile.

Qu'il me soit permis de rappeler que dans une lettre adressée à M. Godin notre collègue, M. le pasteur Bœdeker déclare avoir mangé de la chair d'un cheval de trente ans que le roi de Hanovre avait fait tuer, et qu'elle n'était ni dure, ni désagréable, ni peu substantielle.

Mais, a-t-on dit, le cheval est sujet à des maladies graves et contagieuses, telles que la morve et le farcin ; n'y aurait-il pas danger à manger la chair d'un cheval atteint d'une de ces affections?

On a répondu que la même objection peut être faite à l'égard des autres animaux de boucherie. Le bœuf même est plus exposé au charbon, que le cheval. Bien que des expépériences, plusieurs fois répétées par M. Renault, professeur à l'Ecole d'Alfort, aient à peu près démontré que la chair d'un animal malade, quand elle est cuite, n'a jamais produit d'accident sur les hommes ou sur les animaux qui en ont fait leur nourriture, — la cuisson détruisant le principe morbide, — la Commission a été unanime pour déclarer que la police aurait à exercer une surveillance exacte sur les chevaux conduits à l'abattoir, comme elle le fait sur les autres animaux de boucherie. Déjà, dans les clos d'équarrissage, elle défend que l'on dépouille un animal atteint de la morve. Sur ce point nous sommes tous d'accord avec le Conseil d'hygiène et de salubrité qui, en février 1857, a pris cette décision : « Il y a lieu d'autoriser l'ouverture de boucheries spéciales, pour la vente publique *et surveillée* de la viande de cheval. »

Quelques membres ont pensé que l'administration n'accordera pas l'autorisation d'ouvrir, à Paris, des établissements où l'on vendrait de la viande de cheval.

On a répondu que, dans les années antérieures, l'autorisation demandée par deux bouchers, leur a été accordée ; seulement l'administration, afin d'empêcher toute substitution frauduleuse d'une viande à l'autre, y mettait pour condition que les chevaux destinés à la boucherie seraient tués dans un abattoir spécial. Cette condition parut alors impossible à réaliser. Mais aujourd'hui, il ne serait probablement pas difficile d'obtenir que, dans les nouveaux abattoirs que l'on reconstruit, un endroit particulier et séparé ne fût affecté à l'abattage des chevaux.

Se préoccupant plus particulièrement de la ressource précieuse qu'en temps de guerre les armées pourraient trouver dans la viande de cheval, M. le baron Larrey pense que la Société protectrice doit s'efforcer de combattre le préjugé, qui fait ordinairement laisser sans emploi une si grande quantité d'une viande saine et nourrissante, dans des circonstances où les troupes ont souvent à souffrir de la privation de cet aliment.

On a répondu que le meilleur moyen de faire taire ce préjugé serait d'ouvrir quelques boucheries de viande de cheval. Qu'un soldat en campagne écrive à sa famille qu'on lui fait manger du cheval, les parents s'alarmeront, et le public croira l'armée réduite à la plus triste nécessité. Au contraire, si des boucheries de ce genre existaient à Paris et dans les grandes villes, l'annonce d'un fait semblable paraîtrait toute simple, et ne serait pas de nature à jeter l'inquiétude dans les esprits.

Tels sont, monsieur le Président, les principaux points qui ont été traités dans la première séance de la Commission. Dans l'exposé très-sommaire qui précède, je n'ai pu indiquer la part que chacun des membres a prise à la discussion ; mais je puis vous affirmer que tous y ont apporté le zèle et l'atten-

tion que mérite une question d'une si haute importance, au
point de vue de l'alimentation publique, et aussi au point
de vue de notre œuvre, si cette réforme économique doit
avoir pour effet d'épargner aux chevaux une partie des longues souffrances auxquelles leur vieillesse est ordinairement
exposée.

Agréez, monsieur le Président, etc.